NCCN Guidelines for Patients®

La guía esencial para las personas que se enfrentan al cáncer.

Basada en las recomendaciones para la atención de destacados expertos en oncología.

Explica la atención oncológica de alta calidad que se brinda en centros oncológicos de vanguardia.

Revisada y corregida todos los años.

¿Sabía que los principales centros oncológicos de los Estados Unidos colaboran para mejorar la atención oncológica? Esta alianza de los principales centros oncológicos se denomina National Comprehensive Cancer Network® (NCCN®).

Como la atención oncológica está en constante evolución, NCCN elabora y actualiza con frecuencia recomendaciones basadas en pruebas que utilizan los profesionales de atención médica de todo el mundo. Estas recomendaciones se conocen como NCCN Clinical Practice Guidelines in Oncology (NCCN Guidelines®).

En NCCN Guidelines for Patients, se explican de manera sencilla estas recomendaciones de los expertos, para que pueda hablar con su equipo de atención médica sobre la mejor atención para usted.

NCCN Guidelines for Patients se basa en NCCN Guidelines® para las pruebas de detección temprana del cáncer de próstata, versión 2.2026, 18 de febrero de 2026.

Ver NCCN Guidelines for Patients gratis en Internet: NCCN.org/patientguidelines

Buscar un centro oncológico de NCCN cerca de usted: NCCN.org/cancercenters

Conocer cómo se preparan las NCCN Guidelines for Patients: NCCN.org/patient-guidelines-process

Comuníquese con nosotros

@NCCNorg @NCCNVideo NCCN @NCCNorg

Quiénes nos apoyan

NATIONAL COMPREHENSIVE CANCER NETWORK®
NCCN FOUNDATION
Guiding Treatment. Changing Lives.

NCCN Guidelines for Patients cuenta con el apoyo financiero de NCCN Foundation®

NCCN Foundation agradece profundamente a los siguientes colaboradores por hacer posible esta NCCN Guidelines for Patients: AstraZeneca y Novartis Pharmaceuticals Corporation.

NCCN adapta, actualiza y aloja de forma independiente la guía de NCCN Guidelines for Patients. Nuestras empresas colaboradoras no participan en la elaboración de esta NCCN Guidelines for Patients y no se responsabilizan del contenido ni las recomendaciones que se incluyen en la presente guía.

Para hacer una donación, visite NCCNFoundation.org/Donate

Para obtener más información, visite la página NCCN.org/patientguidelines o envíe un correo electrónico a PatientGuidelines@NCCN.org

Contenido

NCCN Foundation tiene como objetivo apoyar a los millones de pacientes y familias afectados por un diagnóstico de cáncer mediante la financiación y distribución de NCCN Guidelines for Patients. NCCN Foundation también se compromete a avanzar en los tratamientos contra el cáncer subsidiando a los médicos prometedores del país en el centro de innovación en cuanto a investigación del cáncer. Para obtener más detalles y acceder a la biblioteca completa de recursos para pacientes y cuidadores, visite NCCN.org/patients.

National Comprehensive Cancer Network (NCCN) y NCCN Foundation
3025 Chemical Road, Suite 100, Plymouth Meeting, PA 19462, EE. UU.

1

Acerca de las pruebas de detección del cáncer de próstata

Todas las personas con próstata tienen riesgo de tener este tipo de cáncer. Las pruebas de detección pueden ayudar a localizar el cáncer de próstata en la etapa inicial, cuando hay más posibilidades de tratarlo. Esta guía le permitirá hablar con su médico y su equipo de atención para determinar si las pruebas de detección del cáncer de próstata son adecuadas en su caso.

¿Qué son las pruebas de detección del cáncer de próstata?

Las pruebas de detección del cáncer de próstata consisten en realizar pruebas para encontrar el cáncer en su etapa inicial, antes de que empeore y cause síntomas.

El cáncer de próstata que se detecta en su etapa inicial suele tratarse con mayor facilidad y éxito que el detectado en un estadio avanzado.

Es por eso que las pruebas de detección son tan importantes. Estas pruebas ayudan a prevenir el cáncer avanzado, que puede causar dolor, enfermedades graves o incluso la muerte.

Sin embargo, muchos casos de cáncer de próstata nunca llegan a un estadio avanzado. Esto se debe a que la mayoría de los tumores de próstata crecen lentamente, no causan síntomas y, por lo general, no requieren tratamiento.

El objetivo de estas pruebas es evitar la detección de estos tumores de crecimiento lento, ya que encontrarlos puede implicar tratamientos innecesarios, complicaciones perjudiciales y preocupaciones innecesarias.

Tenga en cuenta que la mayoría de las personas que se realizan una prueba de detección obtienen un resultado normal, sin signos de cáncer de próstata, lo que puede brindar tranquilidad.

La glándula prostática es una parte importante del sistema reproductor masculino. Está ubicada en la zona pélvica, justo debajo de la vejiga.

En adultos jóvenes, la próstata tiene el tamaño de una pelota de tenis de mesa. Se agranda con la edad.

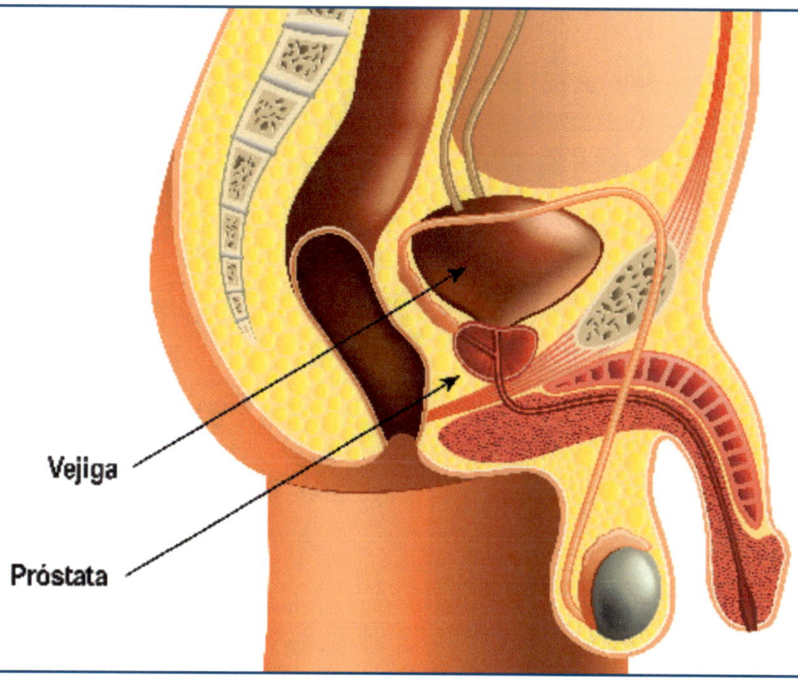

¿Qué es la próstata?

La glándula prostática es una parte importante del sistema reproductor sexual masculino. Este sistema también incluye el pene, las vesículas seminales y los testículos.

La próstata está ubicada justo debajo de la vejiga en la zona pélvica, en la parte profunda del cuerpo que se encuentra entre los huesos ilíacos. En los adultos jóvenes, tiene aproximadamente el tamaño de una pelota de tenis de mesa. Se agranda de forma natural con la edad.

La próstata es una de las glándulas más importantes del cuerpo. Una glándula es un órgano que produce fluidos o sustancias químicas que el cuerpo necesita.

La glándula prostática produce una proteína (antígeno prostático específico o PSA) que ayuda a que el semen transporte los espermatozoides.

Además, la próstata tiene músculos que ayudan a impulsar el semen a través de los órganos masculinos durante la eyaculación.

¿Qué es el cáncer de próstata?

El cáncer de próstata es el segundo tipo de cáncer más común en los hombres estadounidenses, después del cáncer de piel.

El cáncer de próstata se produce cuando algo falla en los procesos naturales de las células de la próstata. Las células presentan cambios genéticos (mutaciones) que les permiten multiplicarse y crecer fuera de control. Estas células anormales son células cancerosas.

Las células cancerosas pueden desplazar a las células normales y reemplazarlas. También pueden extenderse fuera de la próstata a zonas cercanas o a otras partes del cuerpo. Esto puede causar síntomas importantes e incluso ser potencialmente mortales.

El cáncer de próstata puede manifestarse de forma muy diferente de una persona a otra. En muchos casos, el cáncer de próstata crece lentamente, tan lentamente que no se extiende, no causa síntomas ni requiere tratamiento.

No obstante, en algunos casos, crece rápidamente y causa síntomas difíciles. El cáncer de próstata de crecimiento rápido o con tendencia a extenderse suele requerir tratamiento.

¿Debo hacerme una prueba para detectar cáncer de próstata?

Aunque el cáncer de próstata puede aparecer en cualquier persona con próstata, no todas deben o desean hacerse una prueba de detección.

Por lo general, se recomienda comenzar las pruebas de detección a los **45 años** si tiene un **riesgo promedio** de presentar cáncer de próstata.

Las pruebas de detección se recomiendan a los **40 años** si tiene un **riesgo más alto** de presentar cáncer de próstata. Entre los factores asociados a un riesgo más alto, se incluyen su estado de salud, raza y antecedentes familiares de cáncer de próstata u otros tipos de cáncer. Estos factores se explican en el *Capítulo 2: ¿Quién debe hacerse pruebas para detectar cáncer de próstata?*

Sin embargo, hay otro factor que se debe considerar. Las pruebas de detección del cáncer de próstata no siempre son inofensivas. Las pruebas de detección implican riesgos y beneficios.

Informarse sobre estas pruebas puede ser útil. Los expertos de NCCN recomiendan lo siguiente a todas las personas con dudas sobre las pruebas de detección del cáncer de próstata:

- Comprender en qué consisten las pruebas de detección.
- Evaluar los riesgos y beneficios de las pruebas de detección.
- Hablar con su médico para determinar si las pruebas de detección son adecuadas.

Esta guía le permitirá decidir si las pruebas de detección del cáncer de próstata son adecuadas para usted.

El objetivo de las pruebas de detección del cáncer de próstata es detectar tumores agresivos que podrían ser potencialmente mortales. Sin embargo, las pruebas de detección también pueden revelar tumores benignos de crecimiento lento que solo requieren seguimiento.

¿En qué consisten las pruebas de detección del cáncer de próstata?

Las pruebas de detección del cáncer de próstata incluyen un análisis de sangre y, a veces, un breve examen físico.

Análisis de PSA

La prueba principal de detección del cáncer de próstata es un análisis de sangre que mide el nivel de PSA en el torrente sanguíneo.

Un nivel de PSA superior al promedio para su grupo de edad significa que tiene un mayor riesgo de padecer cáncer de próstata. Cuanto más alto sea su nivel de PSA, mayor será el riesgo.

Un nivel más alto de PSA también aumenta el riesgo de padecer un tipo de cáncer de próstata más agresivo, es decir, uno que suele ser más difícil de tratar.

Sin embargo, además del cáncer de próstata, hay muchas otras causas que pueden elevar su nivel de PSA. Por lo tanto, si la prueba de detección revela que su nivel de PSA es más alto de lo normal, deberá realizarse algunas otras pruebas para confirmar o descartar el cáncer de próstata. Puede obtener más información sobre estas pruebas en el *Capítulo 3: ¿Qué esperar en las pruebas de detección de cáncer de próstata?*

Examen de próstata

Otra parte de las pruebas de detección del cáncer de próstata que algunos médicos recomiendan es el examen de próstata. También llamado tacto rectal, el examen de próstata evalúa el tamaño y la textura de la glándula prostática en busca de signos de cáncer.

Para esta prueba, su médico insertará un dedo cubierto por un guante en el recto para palpar la glándula prostática en busca de anomalías. Una próstata con partes irregulares o endurecidas podría indicar la presencia de cáncer.

El examen de próstata no siempre es necesario, y puede rechazarlo si no desea hacérselo.

El análisis de PSA y el examen de próstata se explican con más detalle en el *Capítulo 3: ¿Qué esperar en las pruebas de detección de cáncer de próstata?*

¿Cómo puedo recibir la mejor atención?

Luche por usted. Usted tiene un papel importante que desempeñar en su cuidado. Muchas personas se sienten más satisfechas cuando participan activamente en la planificación de sus pruebas de detección del cáncer.

Las NCCN Guidelines for Patients le permitirán desempeñar un papel más importante en su atención. Hable sobre las recomendaciones de esta guía con su equipo de atención médica. Pregunte sobre sus opciones y comparta sus objetivos e inquietudes.

¿No sabe qué preguntar? No se olvide de que cuenta con apoyo. Es por eso que incluimos sugerencias de preguntas al final de cada capítulo.

Siga leyendo para encontrar la mejor opción posible.

Cómo puede ayudar esta guía

Tomar decisiones sobre la atención oncológica es estresante. Tiene mucho por aprender y no sabe lo que le depara el futuro.

Utilice esta guía para obtener la información y el apoyo que necesita.

Los pacientes, los médicos y otros profesionales de la salud confían en las NCCN Guidelines for Patients. En esta guía, se utiliza un lenguaje claro y cotidiano para explicar las recomendaciones actuales sobre las pruebas de detección del cáncer y están elaboradas por expertos respetados en el campo. Las recomendaciones se basan en las investigaciones más recientes y prácticas de los mejores centros oncológicos.

Su salud es única, por lo que su atención oncológica también debería serlo. A medida que lea esta guía, aprenderá sobre qué opciones tienen más probabilidades de ofrecer los mejores resultados para su caso. Así, tendrá más preparación para hablar con su equipo de atención médica.

2

¿Quién debe hacerse pruebas para detectar cáncer de próstata?

Hay mucha información sobre el cáncer de próstata. Puede resultar difícil comprender todo. En este capítulo, se especifica quién debe hacerse pruebas para detectar el cáncer de próstata. En otros capítulos, se ofrece orientación confiable sobre el momento y la frecuencia en los que debe realizarse las pruebas de detección.

Cualquier persona con próstata, según su estado de salud, edad y factores de riesgo, debería considerar realizarse una prueba de detección de cáncer de próstata.

El objetivo de la prueba de detección del cáncer de próstata es identificar el cáncer mucho antes de que cause síntomas. Por lo tanto, la salud y la esperanza de vida de una persona son muy importantes a la hora de decidir si realizarse una prueba de detección.

La edad avanzada es el factor de riesgo principal del cáncer de próstata. Un factor de riesgo es todo aquello que aumenta las probabilidades de presentar una enfermedad.

Otros factores de riesgo del cáncer de próstata incluyen la raza negra, los antecedentes familiares de cáncer, los cambios genéticos hereditarios y la exposición al agente naranja.

Los factores de riesgo no necesariamente causan cáncer. Sin embargo, las personas con cáncer de próstata pueden tener uno o más de estos factores de riesgo.

Edad avanzada

La edad es el factor de riesgo más importante del cáncer de próstata. Cuanto más años tenga, mayor será la probabilidad de desarrollarlo.

El cáncer de próstata suele diagnosticarse en personas mayores de 65 años. No obstante, eso no significa que deba esperar hasta los 65 años para hacerse una prueba de detección.

La edad avanzada es el factor de riesgo más importante del cáncer de próstata. Un factor de riesgo es aquello que aumenta las probabilidades de presentar una enfermedad.

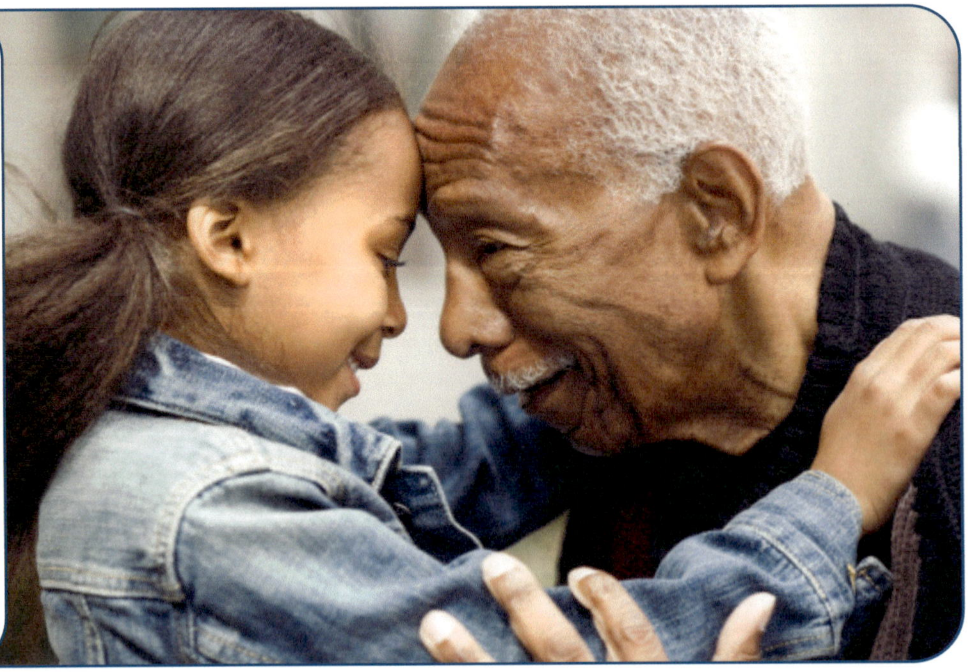

La edad recomendada para la primera prueba de detección depende de si tiene algún factor de riesgo. Consulte la **Guía 1**.

Sin factores de riesgo

Los expertos de NCCN recomiendan que las personas sin factores de riesgo se realicen su primera prueba de detección del cáncer de próstata a los **45 años.**

Uno o más factores de riesgo

Las personas con algún factor de riesgo tienen mayor probabilidad de desarrollar cáncer de próstata. Los expertos de NCCN recomiendan que hablen con su médico sobre la posibilidad de hacerse una prueba de detección a partir de los **40 años.** El cáncer de próstata es poco común antes de los 40 años.

¿Hay alguna edad en la que ya no se necesiten pruebas de detección del cáncer de próstata?

La mayoría de las personas pueden suspender las pruebas de detección del cáncer de próstata de forma segura a los **75 años.** Esto se debe a que las personas a esta edad tienen una probabilidad muy baja de desarrollar cáncer de próstata avanzado a lo largo de su vida.

Es cierto que algunas personas mayores de 75 años desarrollarán cáncer de próstata de bajo grado. Sin embargo, es poco probable que acorte su esperanza de vida o comprometa su salud. Detectar estos tipos de cáncer puede llevar a tratamientos innecesarios que no ayudan e incluso pueden ser perjudiciales. Por lo tanto, los expertos no recomiendan las pruebas de detección en este grupo de edad.

Guía 1
Cuándo empezar las pruebas de detección del cáncer de próstata según su edad y factores de riesgo

	Factores de riesgo					
Edad	**Ninguno**	**Ascendencia negra/ afroamericana**	**Antecedentes familiares de cáncer de próstata**	**Sus antecedentes de cáncer**	**Cambios genéticos hereditarios**	**Exposición al agente naranja**
Menor de 40						
De 40 a 45		✓	✓	✓	✓	✓
De 45 a 75	✓	✓	✓	✓	✓	✓
Mayor de 75*						

Estas son recomendaciones generales. Considere sus circunstancias personales.

* Las pruebas de detección del cáncer de próstata para mayores de 75 años se recomiendan solo para personas muy sanas que esperan vivir 10 años o más.

Hay algunas excepciones. Si es mayor de 75 años, podría considerar hacerse pruebas de detección si:

- tiene un nivel de PSA alto o en aumento;
- tiene un posible tumor detectado mediante un examen de próstata o una RM;
- goza de muy buena salud y se espera~~ra~~ que viva 10 años o más.

Por supuesto, siempre puede hablar con su médico sobre las pruebas de detección del cáncer de próstata, independientemente de su edad.

Raza negra

Los hombres de raza negra en Estados Unidos tienen más probabilidades de presentar cáncer de próstata que otros hombres. Es más probable que el cáncer de próstata en los hombres de raza negra se presente a una edad más temprana y sea más agresivo y avanzado cuando se lo diagnostica.

Además, los hombres de raza negra también tienen el doble de probabilidades de morir de cáncer de próstata que otros hombres.

Hay diversos factores que contribuyen a estas diferencias, como factores biológicos, barreras para acceder a la atención médica (incluidas las pruebas de detección) y otras consideraciones sociales y clínicas. Los investigadores intentan determinar las razones de estas diferencias y qué se puede hacer para mejorar los resultados.

A la luz de estas inquietudes, muchos expertos recomiendan a los hombres de raza negra hablar con sus médicos sobre la posibilidad de someterse a pruebas de detección mucho antes y con más frecuencia que lo recomendado para los hombres con un riesgo promedio.

En particular, se recomienda a los hombres de raza negra realizarse pruebas de detección del cáncer de próstata a los 40 años y continuar realizándoselas de forma regular posteriormente.

Todas las personas con riesgo de padecer cáncer de próstata deben considerar realizarse las pruebas de detección.

El riesgo de cáncer de próstata es mayor en personas de edad avanzada, de raza negra, con antecedentes familiares de cáncer, cambios genéticos hereditarios o exposición al agente naranja.

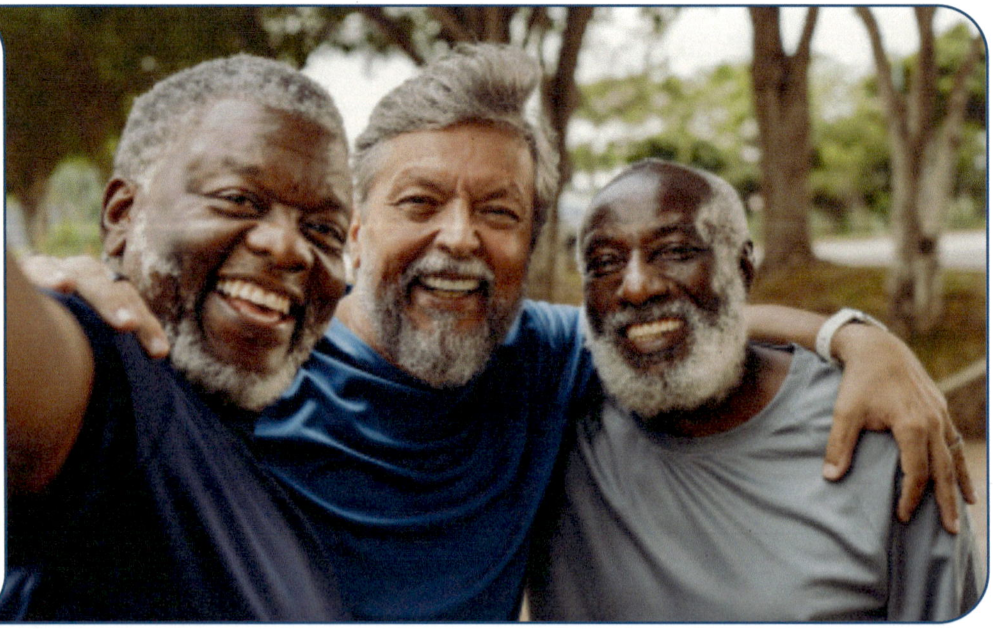

Cáncer en la familia

La información sobre las enfermedades y afecciones de salud en la familia se denomina antecedentes médicos familiares o simplemente antecedentes familiares.

Estos antecedentes pueden reflejar un patrón de determinadas enfermedades en los integrantes de la familia. Tener un pariente cercano con cáncer de próstata (un hermano o padre) aumenta la probabilidad de tenerlo.

Las personas con antecedentes familiares de ciertos tipos de cáncer (próstata, mama, ovario, páncreas y otros) también pueden tener mayor riesgo de padecer cáncer de próstata.
Los pacientes con antecedentes familiares de estos tipos de cáncer deben considerar consultar con sus médicos sobre pruebas genéticas.

Cambios genéticos hereditarios

Un cambio genético hereditario no es una causa común de cáncer de próstata. Como se explica en el Capítulo 1, la mayoría de los casos de cáncer de próstata se producen por células que desarrollan cambios genéticos (mutaciones) por sí solas.

Sin embargo, a veces los cambios genéticos pueden transmitirse de padres a hijos. Por ejemplo, tener un cambio genético hereditario en los genes *BRCA1* o *BRCA2* aumenta el riesgo de padecer cáncer de próstata, así como de otros tipos de cáncer.

Estos cambios genéticos, también llamados variantes, pueden aumentar el riesgo de desarrollar cáncer de próstata a una edad más temprana (antes de los 50 años) y hacer que sea más agresivo.

“Nadie me dijo que el cáncer de próstata afecta más a los hombres afroamericanos y a una edad más temprana. Por eso me sorprendió tanto cuando me dijeron que lo tenía. A nosotros [los afroamericanos], nos advierten sobre las enfermedades cardíacas y la diabetes, no sobre el cáncer de próstata”.

Puede encontrar más información sobre los cambios genéticos hereditarios en *NCCN Guidelines for Patients: Análisis genéticos para cáncer hereditario de mama, ovario, páncreas y próstata* disponible en NCCN.org/patientguidelines y en la aplicación NCCN Patient Guides for Cancer.

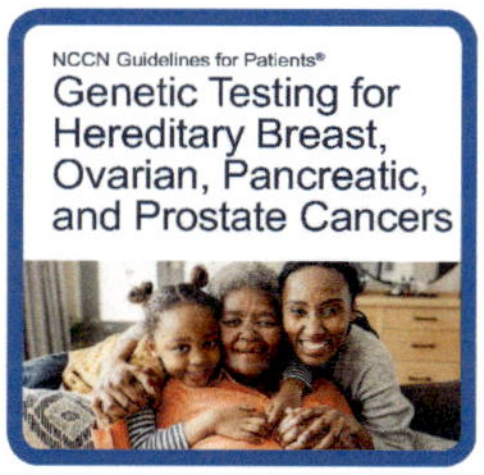

Exposición a sustancias químicas

La exposición al agente naranja puede estar asociada con un mayor riesgo de cáncer de próstata avanzado, así como de otros tipos de cáncer.

El agente naranja fue un producto químico rociado por el ejército estadounidense durante la guerra de Vietnam para eliminar plantas, árboles y cultivos. Desde entonces, el agente naranja y otros herbicidas se han relacionado con numerosas enfermedades y tipos de cáncer, incluido el cáncer de próstata, entre veteranos de la guerra de Vietnam y la población vietnamita.

Puntos clave

- Un factor de riesgo es todo aquello que aumenta las probabilidades de presentar una enfermedad. Sin embargo, los factores de riesgo no necesariamente causan cáncer.
- Los factores de riesgo del cáncer de próstata incluyen la edad, la raza negra, los antecedentes familiares de cáncer, los cambios genéticos hereditarios y la exposición al agente naranja.
- Las personas con uno o más factores de riesgo del cáncer de próstata tienen mayor probabilidad de desarrollarlo. Estas personas deben considerar realizarse pruebas de detección a partir de los 40 años.
- Las personas sin factores de riesgo deben realizarse pruebas de detección del cáncer de próstata a partir de los 45 años.
- La edad de 75 años es un límite seguro para suspender las pruebas de detección del cáncer de próstata en la mayoría de las personas.

Preguntas para hacer

- ¿Cuáles son mis riesgos de padecer cáncer de próstata?
- ¿A qué edad debería empezar a realizarme las pruebas de detección del cáncer de próstata?
- ¿A qué edad debería dejar de realizarme pruebas de detección del cáncer de próstata?
- Si tengo más factores de riesgo, ¿aumentan mis probabilidades de padecer cáncer de próstata?

“

Defienda sus intereses. Converse con alguien que haya pasado por lo mismo que usted. Haga muchas preguntas, incluso las que tenga miedo de hacer”.

¿Cuál es el siguiente paso?

En este capítulo, se explicaron los factores de riesgo del cáncer de próstata.
En el siguiente, se describe el proceso de detección para que sepa qué esperar.

3

¿Qué esperar en las pruebas de detección de cáncer de próstata?

Quizás le sorprenda saber lo rápido y sencillo que es realizarse una prueba de detección del cáncer de próstata. Consiste principalmente en un simple análisis de sangre. Según los resultados, es posible que necesite pruebas y evaluaciones adicionales.

En el Capítulo 1, se presentaron las pruebas que forman parte de la detección del cáncer de próstata. También aprendió sobre los factores de riesgo del cáncer de próstata en el Capítulo 2. Ahora, es momento de que descubra exactamente qué sucede durante una prueba de detección.

Una prueba de detección del cáncer de próstata consiste principalmente en un análisis de sangre común que mide una sustancia llamada PSA. A veces, también incluye un examen de próstata.

Análisis de PSA

El antígeno prostático específico (PSA) es una proteína que se produce dentro de la glándula prostática. Su función es ayudar al semen a transportar los espermatozoides. Todas las células prostáticas, tanto las normales como las cancerosas, producen PSA.

Si bien la mayor parte del PSA se encuentra en el semen, también llega un poco de este al torrente sanguíneo. El análisis de PSA mide el nivel de PSA en el torrente sanguíneo.

Como en cualquier otro análisis de sangre, un enfermero, auxiliar médico o flebotomista le insertará una aguja en el brazo para tomar una pequeña muestra de sangre.

Esto se puede hacer en menos de 15 minutos en el consultorio de su médico de cabecera, en el consultorio de un urólogo o en un laboratorio de análisis clínicos local. También se puede realizar junto con otros análisis de sangre de rutina que

El análisis de PSA es un simple análisis de sangre. Un nivel alto de PSA en la sangre podría ser un indicio de cáncer de próstata.

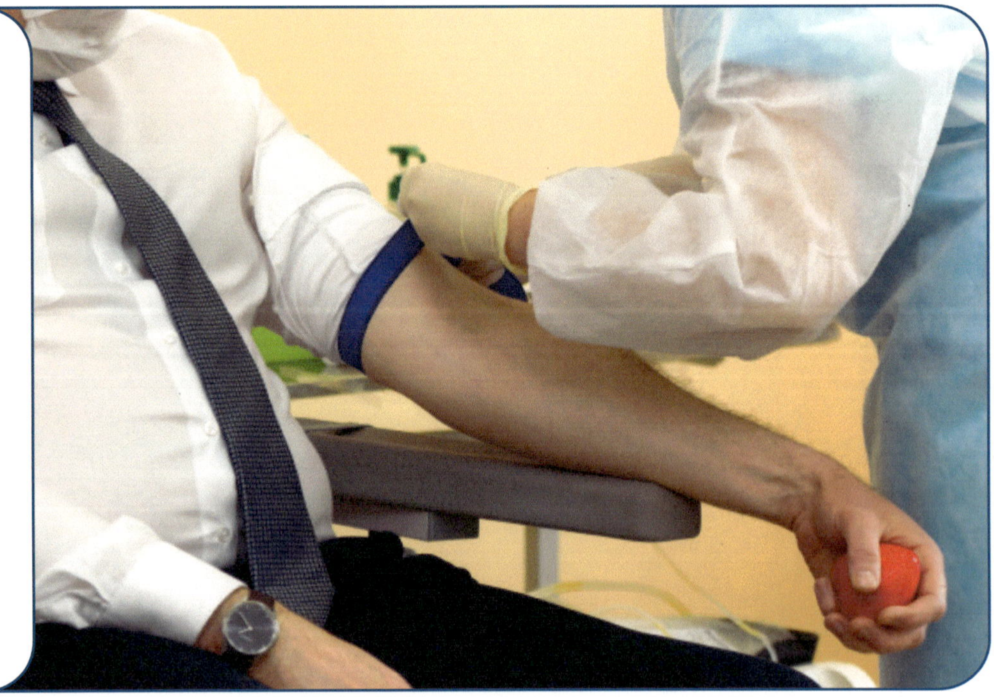

le solicite su médico. No es necesario ayunar la noche anterior.

Se analizará una muestra de sangre para medir el nivel de PSA en la sangre. El nivel de PSA (también llamado PSA total) se mide en nanogramos de PSA por mililitro (ng/ml) de sangre.

Si hay algún problema con la próstata, esta puede secretar más PSA al torrente sanguíneo.

Un nivel inusualmente alto de PSA en la sangre podría ser un indicio de cáncer de próstata. Cuanto más alto sea el nivel de PSA en la sangre, mayor será el riesgo de padecer cáncer de próstata.

Sin embargo, un nivel alto de PSA no causa cáncer de próstata. De hecho, la mayoría de las personas con niveles más altos de PSA no tienen cáncer de próstata. Esto se debe a que la edad y otros factores, como el agrandamiento de la próstata o una infección de las vías urinarias, también causan un aumento de los niveles de PSA.

De hecho, el nivel de PSA también aumenta con la edad.

Esto significa que el análisis de PSA por sí mismo no puede brindar un diagnóstico de cáncer de próstata. Por eso, el análisis de PSA suele estar acompañado de estudios de diagnóstico por imágenes o de un examen de próstata, o ambos, para decidir si se deben realizar otras pruebas.

“

Cuidamos mejor a nuestros autos y jardines que a nosotros mismos. Así que piénselo de esta manera: las pruebas de detección del cáncer de próstata son como un mantenimiento preventivo”.

Algunos medicamentos con receta, de venta libre y suplementos también pueden alterar el nivel de PSA, lo que puede dar lugar a un resultado falso. Consulte la **Guía 2**.

Antes del análisis de PSA, informe a su médico o equipo de atención médica sobre cualquier medicamento o suplemento que esté tomando.

Guía 2
Medicamentos que pueden afectar el nivel de PSA

Medicamentos recetados	**Aumenta ↑ o disminuye ↓ el nivel de PSA**
Dutasterida (Avodart)	↓ PSA
Finasterida (Propecia, Proscar)	↓ PSA

Examen de próstata

El examen de próstata es una manera de comprobar el tamaño y la textura de la glándula prostática. Una próstata con partes irregulares o endurecidas podría indicar la presencia de un tumor.

El examen de próstata también se conoce como tacto rectal. La palabra "tacto" se refiere a palpar con un dedo. Su médico introducirá un dedo enguantado y lubricado en el recto para palpar la próstata y detectar si hay signos de cáncer. Esto es posible porque el recto está justo al lado de la próstata.

Sin embargo, no se pueden palpar todas las partes de la próstata durante el examen. Por ello, se acompaña con un análisis de PSA y la evaluación de otros factores, como la edad, raza, antecedentes familiares, etc., para determinar si necesita otros estudios.

Durante muchos años, las personas han evitado las pruebas de detección del cáncer de próstata porque no querían someterse a un tacto rectal. Aunque no es doloroso, puede resultar incómodo y desagradable. Sin embargo, suele durar unos segundos. Intente relajarse y respirar; esto puede hacer que sea menos incómodo.

Los expertos de NCCN afirman que el examen de próstata, si se realiza uno, es más útil en las personas que tienen un nivel de PSA más elevado.

Actualmente, ya no es necesario realizar un examen de próstata. Además, algunos médicos no recomiendan este examen porque no es muy eficaz para detectar el cáncer por sí solo, por lo que pueden recomendar una RM de próstata en su lugar.

Sin embargo, en raras ocasiones, en el examen de próstata, se detecta un posible tumor que un análisis de PSA no detecta.

La decisión de realizarlo es suya, basándose en la toma de decisiones compartida con su médico.

Examen de próstata

Un examen de próstata es un procedimiento en el que el médico introduce un dedo a través del recto para palpar la próstata. Una próstata con partes irregulares o endurecidas podría indicar la presencia de un tumor.

Sin embargo, no se pueden palpar todas las partes de la próstata durante este examen. Por lo tanto, se utilizan otras pruebas, como el nivel de PSA y los estudios de diagnóstico por imágenes, para obtener una imagen más completa de la salud de su próstata.

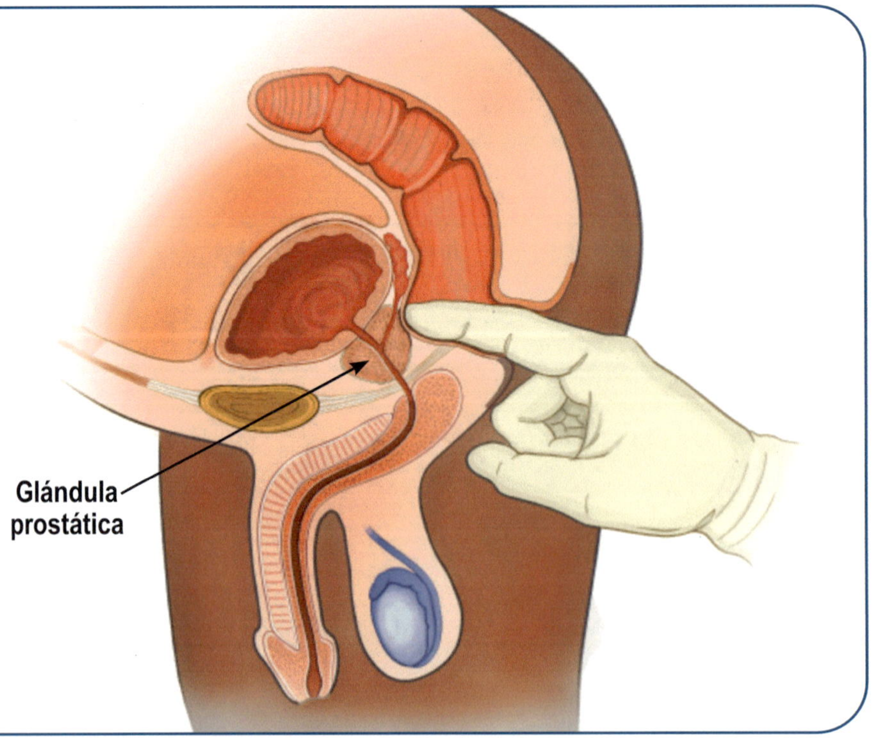

¿Qué sucede después de la prueba de detección?

Después de la prueba de detección de próstata, se enviará una muestra de sangre a un laboratorio para su análisis. Los resultados suelen estar disponibles en pocos días.

Lo que ocurra a continuación dependerá de los resultados que se obtengan. Consulte también la **Guía 3**.

Resultado del estudio: el nivel de PSA es normal

Si su nivel de PSA es normal para su edad y su examen de próstata también es normal (si se realizó uno), entonces todo está bien. Por ahora, no necesita hacerse nada más.

Es probable que su médico le recomiende realizarse pruebas de detección del cáncer de próstata cada 2 años aproximadamente, o con mayor o menor frecuencia:

- **Con mayor frecuencia** (cada 1 a 2 años) si tiene algún factor de riesgo.
- **Con menor frecuencia** (cada 2 a 4 años) si su nivel de PSA es muy bajo y no tiene factores de riesgo.

Resultado del estudio: el nivel de PSA es más alto de lo normal

Si su nivel de PSA es más alto que lo normal para su edad, probablemente deberá realizarse más pruebas y evaluaciones para determinar si tiene cáncer de próstata.

Un nivel alto de PSA no significa necesariamente que tiene cáncer de próstata. En cambio, es una señal de alerta que indica que se deben realizar más pruebas y evaluaciones. Consulte el siguiente capítulo para obtener más información sobre las pruebas y evaluaciones adicionales.

Cómo prepararse para una prueba de detección del cáncer de próstata

- **Prepárese para describir sus antecedentes familiares.**
  Es útil saber si algún familiar cercano, tanto del lado paterno como materno, ha tenido cáncer u otros problemas de salud. De ser así, informe el tipo de cáncer, dónde comenzó, si se encontró en varias zonas y si su familiar se realizó alguna prueba genética.
- **Informe a su médico o equipo de atención médica si toma algún medicamento recetado o de venta libre, hierbas o suplementos.**
  Algunos medicamentos y suplementos pueden afectar su nivel de PSA, lo que puede hacer que la prueba arroje resultados incorrectos.
- **Averigüe si la prueba de detección tiene algún costo.**
  Medicare y la mayoría de los planes de seguro médico cubren al menos una prueba de detección del cáncer de próstata al año.

Guía 3
¿Qué sucede después de las pruebas de detección del cáncer de próstata?

Sus factores de riesgo	Resultado de su prueba de detección		Sus próximos pasos
Sin factores de riesgo	PSA muy bajo (menos de 1 ng/ml).	→	Realizar una prueba de detección de próstata cada 2 a 4 años.
	PSA ligeramente elevado (de 1 a 3 ng/ml).	→	Realizar una prueba de detección de próstata cada 1 a 2 años.
	PSA elevado (más de 3 ng/ml) **o** un examen de próstata que indique una alta probabilidad de cáncer.	→	Realizar un segundo análisis de PSA para verificar el nivel inicial. Necesitará pruebas adicionales con una RM y, posiblemente, una biopsia.
Uno o más factores de riesgo	PSA bajo o ligeramente elevado (3 ng/ml o menos).	→	Realizar una prueba de detección de próstata cada 1 a 2 años. Si tiene entre 40 y 49 años y un nivel elevado de PSA, es posible que necesite pruebas adicionales con una RM y, posiblemente, una biopsia.
	PSA elevado (más de 3 ng/ml) **o** un examen de próstata que indique una alta probabilidad de cáncer.	→	Realizar un segundo análisis de PSA para verificar el nivel inicial. Necesitará pruebas adicionales con una RM y, posiblemente, una biopsia.
Ya sea que tenga o no factores de riesgo	Si tiene un nivel bajo de PSA, **pero** su examen de próstata sugiere una alta probabilidad de cáncer.	→	Realizar pruebas adicionales con una RM y, posiblemente, una biopsia.

Puntos clave

- El antígeno prostático específico (PSA) es una proteína que se produce dentro de la glándula prostática. Todas las células prostáticas, tanto las normales como las cancerosas, producen PSA.
- El análisis de PSA mide el nivel de PSA en el torrente sanguíneo. Un nivel inusualmente alto de PSA en la sangre podría ser un indicio de cáncer de próstata.
- No se puede diagnosticar cáncer solo con un análisis de PSA, ya que la edad y otros factores también pueden causar un aumento del PSA.
- Si en el análisis de PSA se observa un nivel de PSA superior al normal, probablemente necesitará más pruebas y evaluaciones para determinar si tiene cáncer de próstata.
- En un examen de próstata, también llamado tacto rectal, se evalúa el tamaño y la textura de la glándula prostática para detectar la presencia de un tumor.
- Por lo general, este examen no detecta el cáncer porque no se pueden palpar todas las partes de la próstata durante el procedimiento.
- El examen de próstata no siempre es necesario. Pero si se realiza uno, es más útil en las personas que tienen un nivel de PSA más elevado.

Preguntas para hacer

- ¿Alguno de los medicamentos que tomo puede afectar mi nivel de PSA?
- ¿Hay alguna manera de reducir el riesgo de tener cáncer de próstata en mi caso?
- ¿Puedo hacerme solo el análisis de PSA y omitir el examen de próstata?
- ¿Mis factores de riesgo afectarán los resultados de la prueba de detección?

¿Cuál es el siguiente paso?

Las pruebas de detección del cáncer de próstata no proporcionan un resultado definitivo, y su salud seguirá cambiando. Por esa razón, si su nivel de PSA es normal para su edad, debe continuar realizándose pruebas de detección del cáncer de próstata de forma regular después de la prueba inicial. Si su nivel de PSA es elevado, consulte el siguiente capítulo para conocer otras pruebas disponibles.

4

Otras pruebas y evaluaciones

Si en la prueba de detección del cáncer de próstata se observa que el nivel de PSA es más alto de lo normal, podría deberse a algo distinto al cáncer. Antes de someterse a una biopsia, debe realizarse pruebas y evaluaciones adicionales para obtener más información y determinar si es necesaria.

¿Qué es la toma de decisiones compartida?

Su médico y su equipo de atención médica pueden brindarle ayuda para decidir si una biopsia o una prueba de detección del cáncer de próstata son opciones adecuadas para usted.

Esto no significa que le quitarán la responsabilidad de tomar la decisión. En cambio, trabajarán juntos para determinar la mejor opción para usted.

Esto se denomina toma de decisiones compartida.

Su médico es el experto en el diagnóstico y el tratamiento del cáncer. Usted es el experto en **usted**: su cuerpo, valores, prioridades y objetivos.

La toma de decisiones compartida se refiere a trabajar en conjunto con sus médicos y su equipo de atención médica para elaborar un plan que se adapte tanto a sus necesidades médicas como a sus objetivos personales.

La toma de decisiones compartida implica cuatro tareas clave. Juntos, usted, su médico y su equipo de atención médica harán lo siguiente:

1. Compartirán información.
2. Participarán en el proceso de toma de decisiones.
3. Considerarán tanto sus inquietudes médicas como sus valores y objetivos personales.
4. Tomarán una decisión conjunta sobre qué hacer.

La toma de decisiones compartida se refiere a trabajar en conjunto con sus médicos y su equipo de atención médica para elaborar un plan que se adapte tanto a sus necesidades médicas como a sus objetivos personales.

Aproveche al máximo la toma de decisiones compartida para llegar a la decisión más adecuada en su caso.

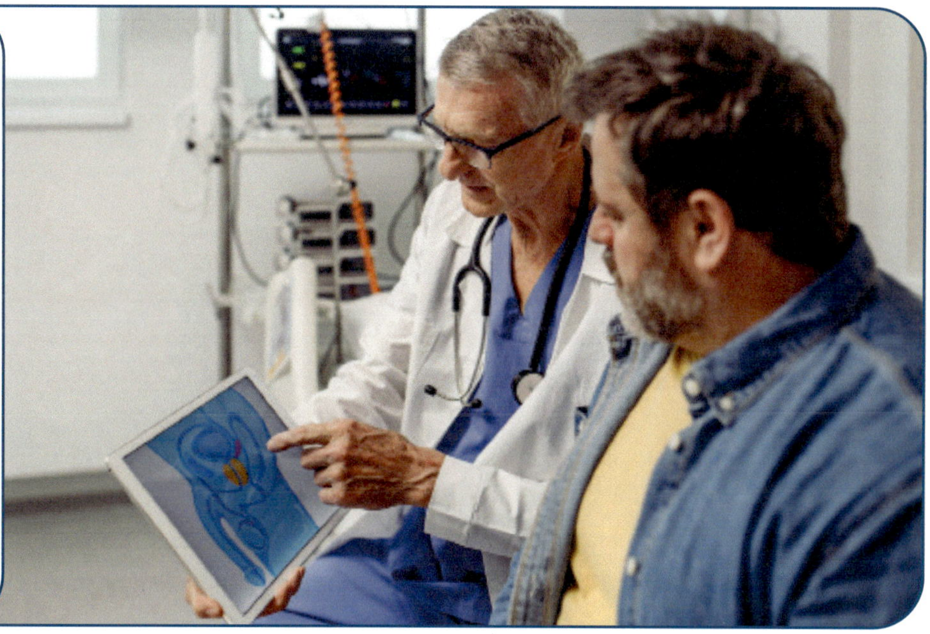

Pruebas adicionales antes de la biopsia

Antes, si el nivel de antígeno prostático específico (PSA) era elevado, se solía hacer directamente una biopsia. Si bien la biopsia sigue siendo la única forma de diagnosticar el cáncer, también es un procedimiento invasivo que conlleva sus propios riesgos.

Actualmente, los expertos suelen recomendar otras pruebas no invasivas, en particular una RM, antes de proceder con una biopsia.

Las pruebas adicionales después de una prueba de detección del cáncer de próstata incluyen otro análisis de PSA, un examen de próstata y una evaluación para descartar causas benignas (no cancerosas).

Otro análisis de PSA

Se le realizará un segundo análisis de PSA unas semanas después de la prueba de detección inicial. Esto se hace para asegurarse de que el resultado del primer análisis de PSA no haya sido un error.

Después del segundo análisis de PSA:

- Si el nivel de PSA sigue siendo elevado, es posible que necesite una RM o una biopsia.
- Si el nivel de PSA ha aumentado considerablemente desde la prueba de detección inicial o ha aumentado en poco tiempo, estos podrían ser signos de un cáncer agresivo. Debe realizarse una RM y una biopsia.
- Si su nivel de PSA ha disminuido a un nivel normal, su médico le indicará cuándo debe realizarse la próxima prueba de detección del cáncer de próstata.

Examen de próstata

Si no se realizó un examen de próstata en la primera prueba de detección, es posible que se lo haga ahora.

Si su análisis de PSA inicial revela que el nivel es superior al normal, debe realizarse un segundo análisis unas semanas después para confirmar el resultado del primero.

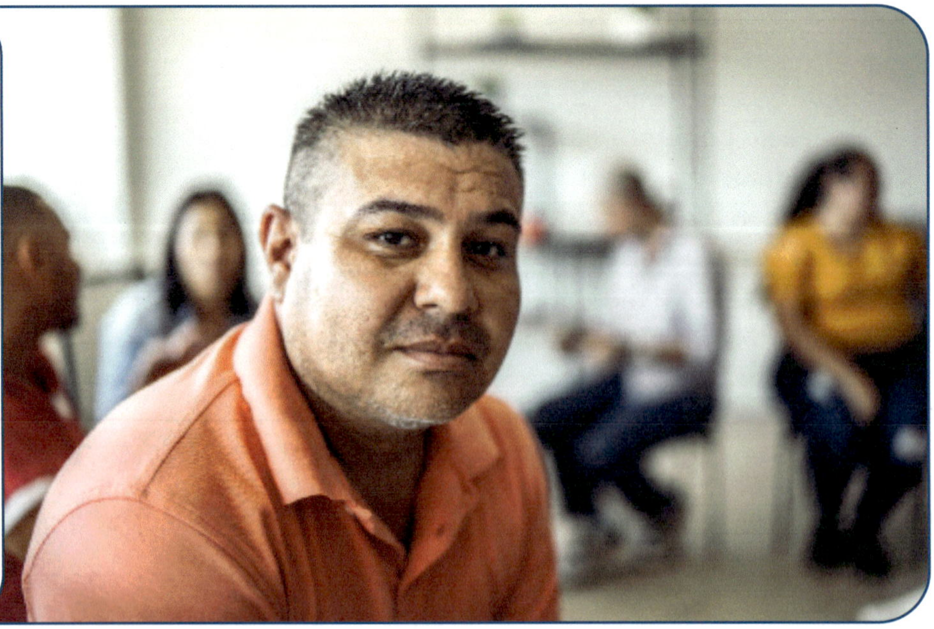

Evaluación de causas no cancerosas

Muchas razones, además del cáncer, pueden hacer que aumente el nivel de PSA. Antes de continuar, su médico lo revisará para detectar lo siguiente:

- **Infección**: las infecciones del tracto urinario y otros tipos de infecciones pueden causar inflamación de la próstata (prostatitis), lo que puede elevar su nivel de PSA.
- **Agrandamiento de la próstata**: el agrandamiento de la próstata, también llamado hiperplasia prostática benigna, ocurre naturalmente con la edad. Cuanto más grande es la próstata, más PSA puede producir.

Si su nivel de PSA está elevado debido a una causa distinta al cáncer, su médico diagnosticará y tratará el problema. Sin embargo, tenga en cuenta que aún puede tener riesgo de tener cáncer de próstata. En otras palabras, puede sufrir de agrandamiento de la próstata y cáncer de próstata al mismo tiempo.

También tenga en cuenta que el agrandamiento de la próstata no causa cáncer de próstata.

Si no son evidentes otras causas de cáncer, es probable que su médico le recomiende una RM o una biopsia para saber qué está sucediendo.

RM antes de la biopsia

Si su nivel de PSA es elevado, su médico podría recomendarle una RM antes de someterse a una biopsia.

En una RM, se puede observar el tamaño de la próstata, así como áreas con posible cáncer de próstata. También puede ayudar a evitar una biopsia innecesaria.

Hágase una RM en primer lugar

La RM es un estudio que toma fotografías (imágenes) del interior del cuerpo. El resonador es una máquina grande que tiene un túnel en el centro. Utiliza ondas de radio e imanes potentes

Una RM puede detectar el cáncer de próstata agresivo y de rápido crecimiento. Este es el tipo de cáncer que requiere una biopsia.

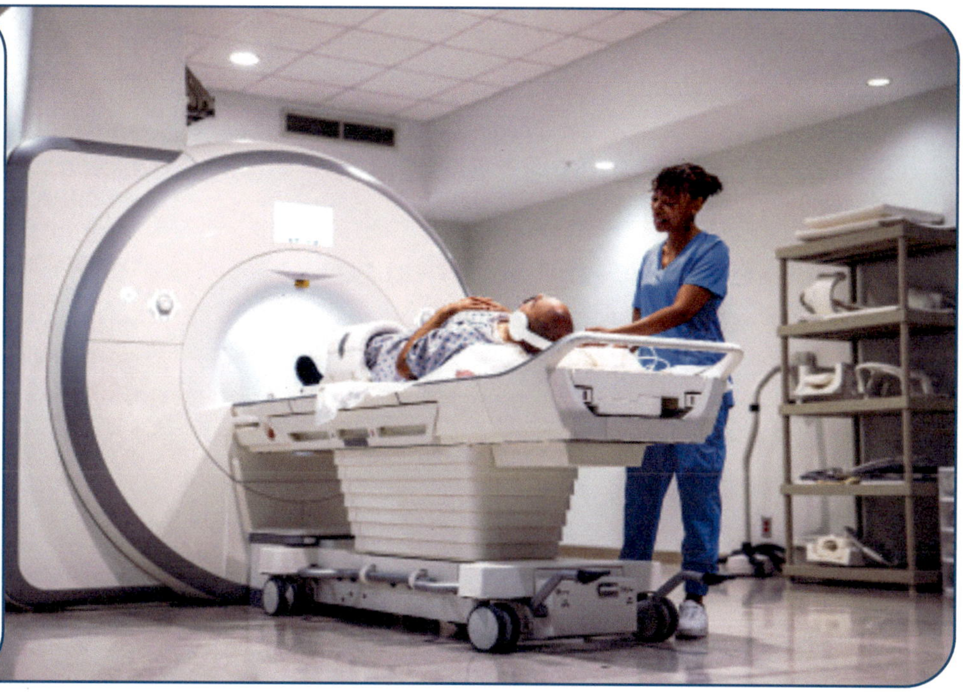

para ofrecer una vista detallada del interior de la próstata.

La RM de la próstata puede ayudar a decidir si se necesita realizar una biopsia o no. Esto se debe a que puede ayudar a detectar el cáncer de próstata agresivo y de rápido crecimiento, que es el tipo que requiere una biopsia.

Si en la RM no se observa nada sospechoso, generalmente significa que no se necesitará una biopsia.

Un tipo avanzado de RM que se utiliza para el cáncer de próstata se denomina RM multiparamétrica o RMmp. Este tipo de RM combina varias técnicas de imagen que mejoran su capacidad para identificar el cáncer de próstata agresivo.

Si se debe realizar una biopsia, la RMmp señala las zonas sospechosas de la próstata para mejorar la precisión y abordarlas durante la biopsia.

“

Manténganse al tanto sobre su salud, infórmese de fuentes confiables, busque una comunidad y defienda sus derechos. Estas sencillas acciones podrían salvarle la vida; creo que salvaron la mía”.

Es importante saber que la RMmp, como la mayoría de las pruebas médicas, no es perfecta. A veces, no logra detectar una zona cancerosa (resultado falso negativo).

O bien, puede detectar algo que parece cáncer pero que en realidad no lo es (falso positivo).

Además, la RMmp no está disponible en todos los hospitales o clínicas. Es posible que le realicen otro tipo de RM, como la RM biparamétrica (RMbp).

Si es necesario, hágase otras pruebas no invasivas

Además de la RM, otras pruebas pueden ayudar a determinar si se necesita una biopsia. No todas las personas se realizarán todas estas pruebas.

- **Densidad del PSA**: esta medición puede identificar si un nivel elevado de PSA se debe al agrandamiento de la próstata en lugar de cáncer de próstata. Puede ayudar a evitar biopsias innecesarias.
- **Calculadora de riesgo**: una herramienta en línea que incorpora su información clínica (edad, raza, antecedentes familiares de cáncer, nivel de PSA, etc.) para estimar su riesgo de padecer cáncer que se puede detectar mediante una biopsia. También puede estimar su riesgo de padecer un cáncer agresivo de alto riesgo.
- **Pruebas de biomarcadores**: un biomarcador es algo que se encuentra en su cuerpo que se puede medir para obtener información sobre su salud. Las pruebas de biomarcadores para el cáncer de próstata analizan muestras de sangre u orina para detectar biomarcadores moleculares o genéticos relacionados con este tipo de cáncer.

Revisión de todos sus resultados

Usted, su médico y su equipo de atención médica revisarán juntos los resultados de su prueba de detección del cáncer de próstata y cualquier otra prueba que se haya realizado hasta el momento, en particular una RM.

En conjunto, esta información clínica le dará una idea clara de si es probable o no que su próstata tenga cáncer que pueda detectarse.

Los médicos suelen referirse a esta probabilidad como sospecha de cáncer. En este sentido, una sospecha no es solo una corazonada o intuición, sino que se basa en evidencia sólida, como los resultados de sus pruebas, los factores de riesgo y cualquier otra información clínica recopilada.

Una sospecha baja de cáncer de próstata significa que **es poco probable** que se trate de un cáncer significativo. Una sospecha alta significa que **es probable** que se trate de cáncer de próstata.

Si no es probable que se trate de cáncer de próstata

Si no parece probable que se trate de un cáncer de próstata significativo (sospecha baja), puede rechazar la biopsia después de una toma de decisiones compartida con su médico y su equipo de atención médica.

Por supuesto, esto no significa que pueda ignorar su próstata por completo. Se recomienda realizar otra prueba de detección en 6 a 12 meses. Además, debe seguir realizándose pruebas de detección de próstata periódicas en adelante.

Tenga en cuenta que, a pesar de la sospecha baja, podría tener un cáncer de próstata de bajo grado y crecimiento lento. No obstante, también tenga en cuenta que no causa síntomas y es poco probable que afecte su salud o reduzca su esperanza de vida.

Es poco probable que el cáncer de próstata de bajo grado se agrave. Sin embargo, en caso de suceder, puede detectarse en una de las pruebas de detección de próstata periódicas antes de que cause daño.

A muchas personas interesadas en obtener más información sobre las pruebas de detección del cáncer de próstata les resulta útil hablar con otras que tienen las mismas preguntas o que ya se han sometido a estas.

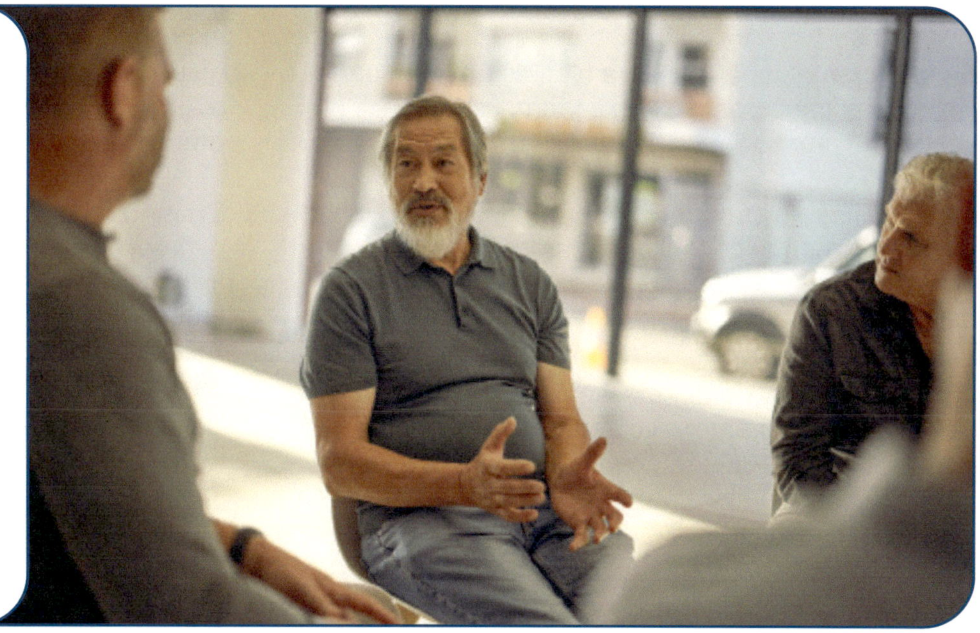

Si es probable que se trate de cáncer de próstata

Si los resultados de sus análisis de PSA y otras evaluaciones indican que es probable que una biopsia detecte cáncer de próstata (sospecha alta), generalmente se recomienda realizarla.

Biopsia

Aunque la tecnología de la RM está mejorando en la detección de zonas de la próstata que parecen cancerosas, aún no puede identificar el cáncer con certeza.

La única forma de diagnosticar el cáncer de próstata es mediante una biopsia.

Una biopsia es un procedimiento en el que se extrae una muestra de células o tejido del cuerpo y se la analiza para detectar células cancerosas.

Es importante saber que una biopsia no hace que las células cancerosas se extiendan ni empeora el cáncer de próstata.

Las biopsias se pueden realizar en un centro quirúrgico o en el consultorio médico. Se le administrará sedación o anestesia local para mitigar el dolor.

Con los estudios de diagnóstico por imágenes (ecografía, RM o ambos) como guía, su médico introducirá una aguja hueca a través del recto o del perineo (la piel entre el ano y el escroto) hasta la glándula prostática.

Cuando se retira la aguja, se extrae una pequeña muestra de tejido prostático. Se tomarán al menos 12 muestras, o más, de diferentes partes de la próstata.

Después de la biopsia, un anatomopatólogo examinará las muestras de tejido para detectar células cancerosas.

Lo que suceda a continuación dependerá del resultado de la biopsia. Los resultados de la biopsia pueden tardar una o dos semanas.

Resultado de la biopsia: se detecta cáncer

Si se encuentran células cancerosas en las muestras de la biopsia, es posible que escuche que el resultado es positivo. Esto significa que la biopsia **sí** detectó cáncer; tiene un resultado de cáncer "positivo".

El diagnóstico de cáncer puede provocar una montaña rusa de emociones. Son comunes la conmoción, la ansiedad, la frustración e incluso la negación. Compartir los resultados con familiares, amigos o un terapeuta puede ser de gran ayuda.

Abordar el problema de forma proactiva también puede ser útil. Puede probar técnicas para controlar el estrés, obtener más información sobre el cáncer de próstata o realizar otras actividades que mantengan la mente y el cuerpo ocupados mientras habla con su médico y su equipo de atención sobre los próximos pasos.

Su médico u otro profesional de la salud podrá estimar la cantidad de cáncer en la próstata y qué tan agresivo puede ser, según la apariencia de las células cancerosas en el microscopio, el nivel de PSA y los resultados de la RM. Esta información es vital para desarrollar un plan de tratamiento.

Puede encontrar más información sobre el diagnóstico y el tratamiento del cáncer de próstata en *NCCN Guidelines for Patients: Cáncer de próstata en estadio temprano* y *NCCN Guidelines for Patients: Cáncer de próstata en estadio avanzado* disponible en NCCN.org/patientguidelines y en la aplicación NCCN Patient Guides for Cancer.

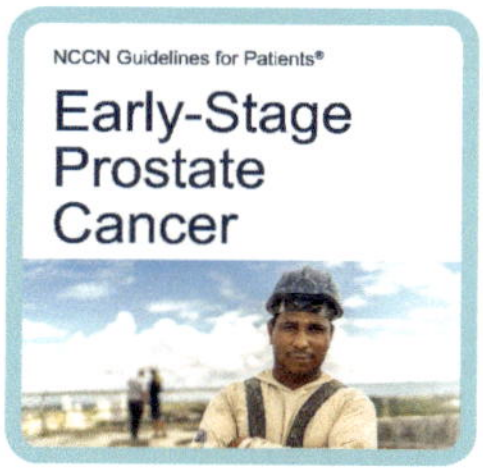

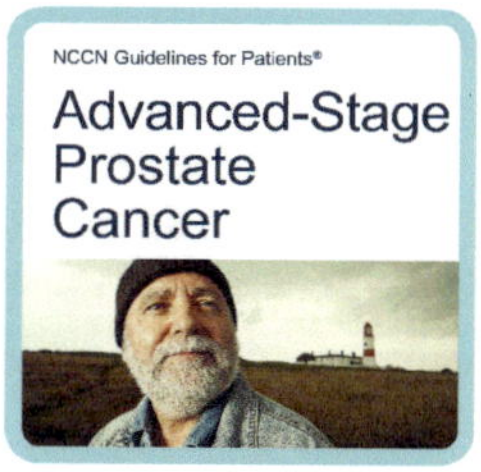

Resultado de la biopsia: no se detecta cáncer

Si la biopsia no detecta células cancerosas en las muestras de la próstata, el resultado es negativo. Esto es una buena noticia, ya que significa que la biopsia **no** detectó cáncer; tuvo un resultado "negativo".

Tómese un tiempo para disfrutar del momento. Respire con alivio.

A partir de ahora, su médico le recomendará que esté alerta. Es posible que le recomiende realizarse pruebas de detección del cáncer de próstata cada uno o dos años. Su médico también podría recomendarle una prueba de biomarcadores si aún no se la ha realizado y, quizás, otra RMmp o incluso otra biopsia, según su riesgo.

Asegúrese de continuar asistiendo a las consultas de seguimiento, realizarse controles periódicos y permanecer en contacto con sus médicos y equipo de atención médica.

Si su prueba de detección del cáncer de próstata mostró que su nivel de PSA es más alto de lo normal, puede seguir realizándose otras pruebas y evaluaciones para obtener más información antes de someterse a una biopsia.

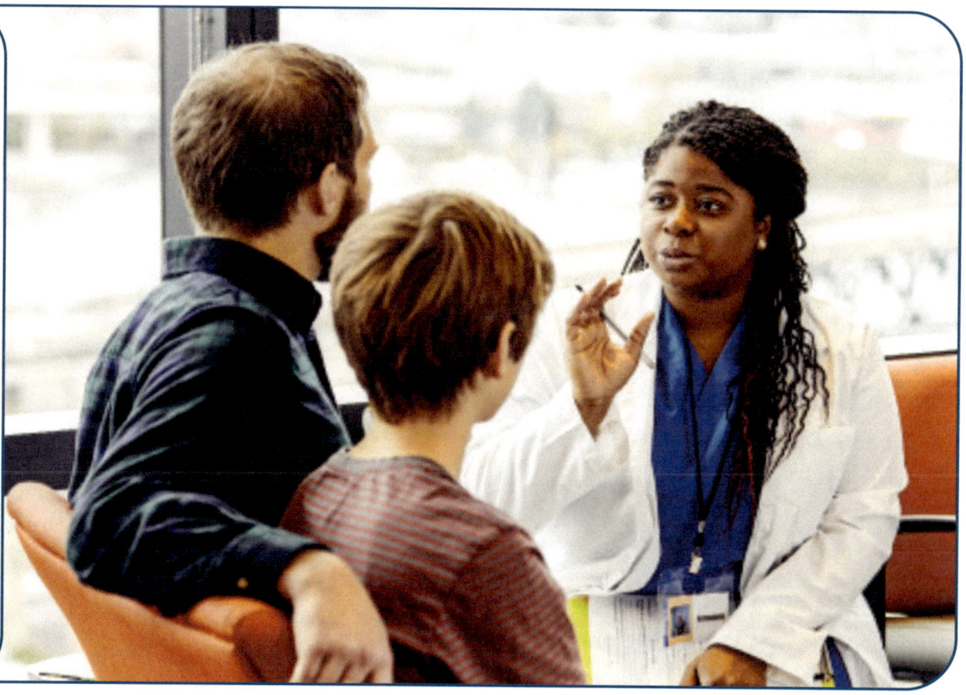

Puntos clave

- Tener un nivel alto de antígeno prostático específico (PSA) no significa que necesita una biopsia de inmediato. Los expertos recomiendan que la mayoría de las personas con PSA alto se realicen primero otras pruebas no invasivas.
- La mayoría de las personas con un nivel alto de PSA deben hacerse otro análisis de PSA en unas semanas para verificar los resultados del primer análisis o para determinar si el nivel de PSA ha cambiado.
- Hacerse una RM antes de una biopsia puede ayudar a evitar una biopsia innecesaria.
- Un tipo avanzado de RM que se recomienda para el cáncer de próstata se denomina RM multiparamétrica o RMmp.
- La única forma de diagnosticar el cáncer de próstata es mediante una biopsia.

Preguntas para hacer

- ¿Qué cambio en el nivel de PSA se considera significativo?
- Si es probable que necesite una biopsia, ¿primero debería hacerme una RM?
- ¿Cuánto tiempo tengo para decidir si me someteré a una biopsia?
- ¿Será suficiente someterme a una sola biopsia? ¿O significa que necesitaré más biopsias?
- Si mi biopsia detecta cáncer de próstata, ¿con quién puedo hablar sobre los siguientes pasos?

¿Cuál es el siguiente paso?

Si su biopsia detecta cáncer, no entre en pánico. La mayoría de los casos de cáncer de próstata se pueden controlar con éxito (observar sin tratamiento) cuando se detectan a tiempo o tratar si es necesario. Si la biopsia no detecta cáncer, tómese un tiempo para disfrutar de la vida y de su salud. Y no olvide cuidar su salud: coma bien, mantenga la actividad física y acuda a las visitas de seguimiento.

Comparta su opinión con nosotros.

Complete nuestra encuesta y contribuya para que NCCN Guidelines for Patients sea mejor para todos.

NCCN.org/patients/comments

5

Otros recursos

¿Quiere saber más? Aquí le explicamos cómo obtener ayuda adicional.

Qué más hay que saber

En esta guía, encontrará ayuda para conocer las opciones disponibles, de modo que pueda tomar decisiones informadas y mejorar su atención oncológica. Pero no es el único recurso que tiene.

Solicite toda la información posible y la ayuda que necesite. A muchas personas les interesa saber más sobre los siguientes temas:

- Los detalles específicos de las pruebas de detección del cáncer de próstata y las biopsias.
- La comunicación con otras personas que se han sometido a las pruebas de detección.
- El diagnóstico y tratamiento del cáncer de próstata.
- Las recomendaciones de salud y nutrición para reducir los riesgos de cáncer de próstata.

Qué más hacer

Su centro de salud puede ayudar con los próximos pasos. Generalmente, dispone de recursos *in situ* para ayudar a satisfacer sus necesidades y encontrar respuestas a sus preguntas. Los centros de salud también pueden informarle de los recursos existentes en su comunidad.

Además de la ayuda de sus profesionales de atención médica, los recursos enumerados en la siguiente sección proporcionan apoyo a muchas personas como usted.

Dónde obtener ayuda

Consulte la lista a continuación y visite los sitios web que se indican para obtener más información sobre estas organizaciones.

AnCan Foundation
ancan.org

CanCare, Inc.
cancare.org

Cancer*Care*
cancercare.org

Cancer Hope Network
cancerhopenetwork.org

Cancer Survivor Care
cancersurvivorcare.org

FORCE: Facing Our Risk of Cancer Empowered
facingourrisk.org

GRACE
cancergrace.org

Imerman Angels
imermanangels.org

Malecare
malecare.org

My Faulty Gene
myfaultygene.org

National Alliance of State Prostate Cancer Coalitions (NASPCC)
naspcc.org

Prostate Conditions Education Council (PCEC)
prostateconditions.org

Prostate Health Education Network (PHEN)
prostatehealthed.org

Triage Cancer
triagecancer.org

ZERO Prostate Cancer
zerocancer.org

¡Nos interesan sus comentarios!

Nuestro objetivo es brindar información útil y fácil de entender sobre el cáncer. Realice nuestra encuesta para decirnos qué hicimos bien y qué podríamos mejorar.
NCCN.org/patients/feedback

Preguntas para hacer

- ¿Sugiere opciones diferentes a las que recomienda NCCN? Si es así, ¿por qué?
- ¿Puedo obtener una segunda opinión sobre los resultados de mi análisis de PSA o RM?
- ¿Tendré que hacerme análisis de PSA, exámenes de tacto rectal y biopsias durante el resto de mi vida?
- ¿Hay ayuda económica para las pruebas de detección o biopsias?
- ¿Cómo puedo contactarme con otras personas que se hayan realizado pruebas de detección del cáncer de próstata?

Palabras que debe conocer

agrandamiento de la próstata
Crecimiento excesivo del tejido de la próstata que no se debe al cáncer. También se conoce como hiperplasia prostática benigna.

análisis de PSA
Análisis de sangre que mide el nivel de PSA en el torrente sanguíneo.

antecedentes familiares
Información sobre afecciones de salud actuales y pasadas que pueden reflejar un patrón de ciertas enfermedades en una familia.

antígeno prostático específico (PSA)
Proteína producida por la próstata que ayuda al semen a transportar los espermatozoides.

biomarcador
Algo que se encuentra en su cuerpo que se puede medir para obtener información sobre su salud.

biopsia
Procedimiento mediante el cual se toman muestras de tejido para analizarlas y detectar una enfermedad.

cáncer de próstata agresivo
Cáncer de próstata que crece o se extiende rápidamente y que suele requerir tratamiento inmediato. También conocido como cáncer de próstata de alto riesgo o de rápido crecimiento.

cáncer de próstata de bajo grado
Cáncer de crecimiento lento y no agresivo localizado en la próstata. No causa síntomas y rara vez requiere tratamiento. También llamado cáncer de próstata de bajo riesgo.

densidad del PSA
El nivel de PSA, una proteína producida por la próstata, en relación con el tamaño de la próstata.

disfunción eréctil
Falta de flujo sanguíneo hacia el pene que limita la erección o la capacidad para mantenerla.

esperanza de vida
Cantidad de años que se estima que vivirá una persona según las estadísticas de otras personas en circunstancias similares.

examen de próstata
Examen de la próstata que se realiza mediante la palpación a través de la pared del recto. También se conoce como tacto rectal.

factor de riesgo
Algo que aumenta la posibilidad de contraer una enfermedad.

prueba de detección
Prueba (o pruebas) para detectar signos de enfermedad antes de que aparezcan los síntomas.

resonancia magnética (RM)
Estudio de diagnóstico por imágenes que usa ondas sonoras e imanes potentes para tomar fotografías del interior del cuerpo.

toma de decisiones compartida
Proceso en el que el médico y el paciente trabajan juntos para tomar la mejor decisión posible sobre la atención médica.

Colaboradores de NCCN

Esta guía para pacientes se basa en NCCN Clinical Practice Guidelines in Oncology (NCCN Guidelines®) para las pruebas de detección temprana del cáncer de próstata, versión 2.2026. Fue adaptada, revisada y publicada con la colaboración de las siguientes personas:

Dorothy A. Shead, máster en Ciencias
Directora ejecutiva de Operaciones de Información para Pacientes

John Murphy
Redactor médico sénior

Lisa Diehl
Diseñadora de Diseño de Producción

La NCCN Clinical Practice Guidelines in Oncology (NCCN Guidelines®) para las pruebas de detección temprana del cáncer de próstata, versión 2.2026, fue elaborada por los siguientes miembros del panel de NCCN:

Dr. Preston C. Sprenkle, presidente
Yale Cancer Center/Smilow Cancer Hospital

* Dr. Tyler M. Seibert, doctor en Medicina/vicepresidente
UC San Diego Moores Cancer Center

Dr. Kelvin A. Moses, doctor en Medicina/último expresidente
Vanderbilt-Ingram Cancer Center

Dr. Clinton Bahler, máster en Ciencias
Indiana University Melvin and Bren Simon Comprehensive Cancer Center

Dr. Geoffrey Box
The Ohio State University Comprehensive Cancer Center - James Cancer Hospital and Solove Research Institute

Dr. William J. Catalona
Robert H. Lurie Comprehensive Cancer Center of Northwestern University

Dr. Douglas M. Dahl
Mass General Brigham Cancer Institute

Dr. Marc Dall'Era
UC Davis Comprehensive Cancer Center

Dr. John W. Davis
The University of Texas MD Anderson Cancer Center

Bettina F. Drake, doctora en Medicina, máster en Salud Pública
Siteman Cancer Center, Barnes-Jewish Hospital y WashU Medicine

* Ruth B. Etzioni, doctora en Medicina
Fred Hutchinson Cancer Center

Dr. Jonathan Fainberg, máster en Salud Pública
Memorial Sloan Kettering

* Thomas A. Farrington, licenciado en Ingeniería Eléctrica
Prostate Health Education Network, Inc.

Dra. Isla P. Garraway, doctora en Medicina
UCLA Jonsson Comprehensive Cancer Center

Dr. David Jarrard
University of Wisconsin Carbone Cancer Center

Dr. Eric Kauffman
Roswell Park Comprehensive Cancer Center

Dra. Deborah Kaye, máster en Ciencias
Duke Cancer Institute

Dr. Adam S. Kibel
Dana-Farber/Brigham and Women's Cancer Center

Dr. Chad A. LaGrange
Fred & Pamela Buffett Cancer Center

Dra. Tamara Lotan
Johns Hopkins Kimmel Cancer Center

Dr. Paul Maroni
University of Colorado Cancer Center

* Brian Reys, máster en Ciencias, asesor genético certificado
UT Southwestern Simmons Comprehensive Cancer Center

Dr. Simpa S. Salami, máster en Salud Pública
University of Michigan Rogel Cancer Center

Dr. Alejandro Sanchez
Huntsman Cancer Institute, University of Utah

Dr. Terrence M. Shaneyfelt, máster en Salud Pública
O'Neal Comprehensive Cancer Center, UAB

* Dr. Jonathan Shoag
Case Comprehensive Cancer Center/ University Hospitals Seidman Cancer Center and Cleveland Clinic Taussig Cancer Institute

Dr. Abhinav Sidana, máster en Salud Pública
The UChicago Medicine Comprehensive Cancer Center

Dr. Marc C. Smaldone, master en Ciencias de Políticas de la Salud
Fox Chase Cancer Center

Dr. Geoffrey Sonn
Stanford Cancer Institute

Dr. Mark D. Tyson II, máster en Salud Pública
Mayo Clinic Comprehensive Cancer Center

Dra. Neha Vapiwala
Abramson Cancer Center, University of Pennsylvania

Dr. Robert Wake
St. Jude Children's Research Hospital/ The University of Tennessee Health Science Center

Dr. Samuel Washington III, máster en Estudios Avanzados
UCSF Helen Diller Family Comprehensive Cancer Center

Dra. Alice Yu, máster en Salud Pública
Moffitt Cancer Center

Dr. Bertram Yuh, máster en Ciencias
City of Hope National Medical Center

NCCN

Deborah Freedman-Cass, doctora en Medicina
Gerenta sénior Operaciones de Contenido Clínico

Emily Kovach
Especialista en Diseño de Guías

* Revisaron esta guía para pacientes. Para divulgaciones, visite NCCN.org/disclosures.

Centros oncológicos de NCCN

Para conocer la información de contacto, visite NCCN.org/cancercenters.

Abramson Cancer Center
at the University of Pennsylvania
Philadelphia, Pennsylvania

Case Comprehensive Cancer Center/
University Hospitals Seidman Cancer Center and
Cleveland Clinic Taussig Cancer Institute
Cleveland, Ohio

City of Hope National Medical Center
Duarte, California

Dana-Farber/Brigham and Women's Cancer Center | Mass
General Cancer Center
Boston, Massachusetts

Duke Cancer Institute
Durham, North Carolina

Fox Chase Cancer Center
Philadelphia, Pennsylvania

Fred & Pamela Buffett Cancer Center
Omaha, Nebraska

Fred Hutchinson Cancer Center
Seattle, Washington

Huntsman Cancer Institute at the University of Utah
Salt Lake City, Utah

Indiana University Melvin and Bren Simon
Comprehensive Cancer Center
Indianapolis, Indiana

Johns Hopkins Kimmel Cancer Center
Baltimore, Maryland

Mayo Clinic Comprehensive Cancer Center
Phoenix/Scottsdale, Arizona
Jacksonville, Florida
Rochester, Minnesota

Memorial Sloan Kettering Cancer Center
New York, New York

Moffitt Cancer Center
Tampa, Florida

O'Neal Comprehensive Cancer Center at UAB
Birmingham, Alabama

Robert H. Lurie Comprehensive Cancer Center
of Northwestern University
Chicago, Illinois

Roswell Park Comprehensive Cancer Center
Buffalo, New York

Siteman Cancer Center at Barnes-Jewish Hospital
and Washington University School of Medicine
St. Louis, Missouri

St. Jude Children's Research Hospital/
The University of Tennessee Health Science Center
Memphis, Tennessee

Stanford Cancer Institute
Stanford, California

The Ohio State University Comprehensive Cancer Center -
James Cancer Hospital and Solove Research Institute
Columbus, Ohio

The UChicago Medicine Comprehensive Cancer Center
Chicago, Illinois

The University of Texas MD Anderson Cancer Center
Houston, Texas

UC Davis Comprehensive Cancer Center
Sacramento, California

UC San Diego Moores Cancer Center
La Jolla, California

UCLA Jonsson Comprehensive Cancer Center
Los Angeles, California

UCSF Helen Diller Family Comprehensive Cancer Center
San Francisco, California

University of Colorado Cancer Center
Aurora, Colorado

University of Michigan Rogel Cancer Center
Ann Arbor, Michigan

University of Wisconsin Carbone Cancer Center
Madison, Wisconsin

UT Southwestern Simmons
Comprehensive Cancer Center
Dallas, Texas

Vanderbilt-Ingram Cancer Center
Nashville, Tennessee

Yale Cancer Center/Smilow Cancer Hospital
New Haven, Connecticut

Índice

¡Cuéntenos qué opina!

Tómese un momento para completar una encuesta en línea sobre NCCN Guidelines for Patients.
NCCN.org/patients/response

Made in the USA
Monee, IL
05 November 2026

67382729R00024